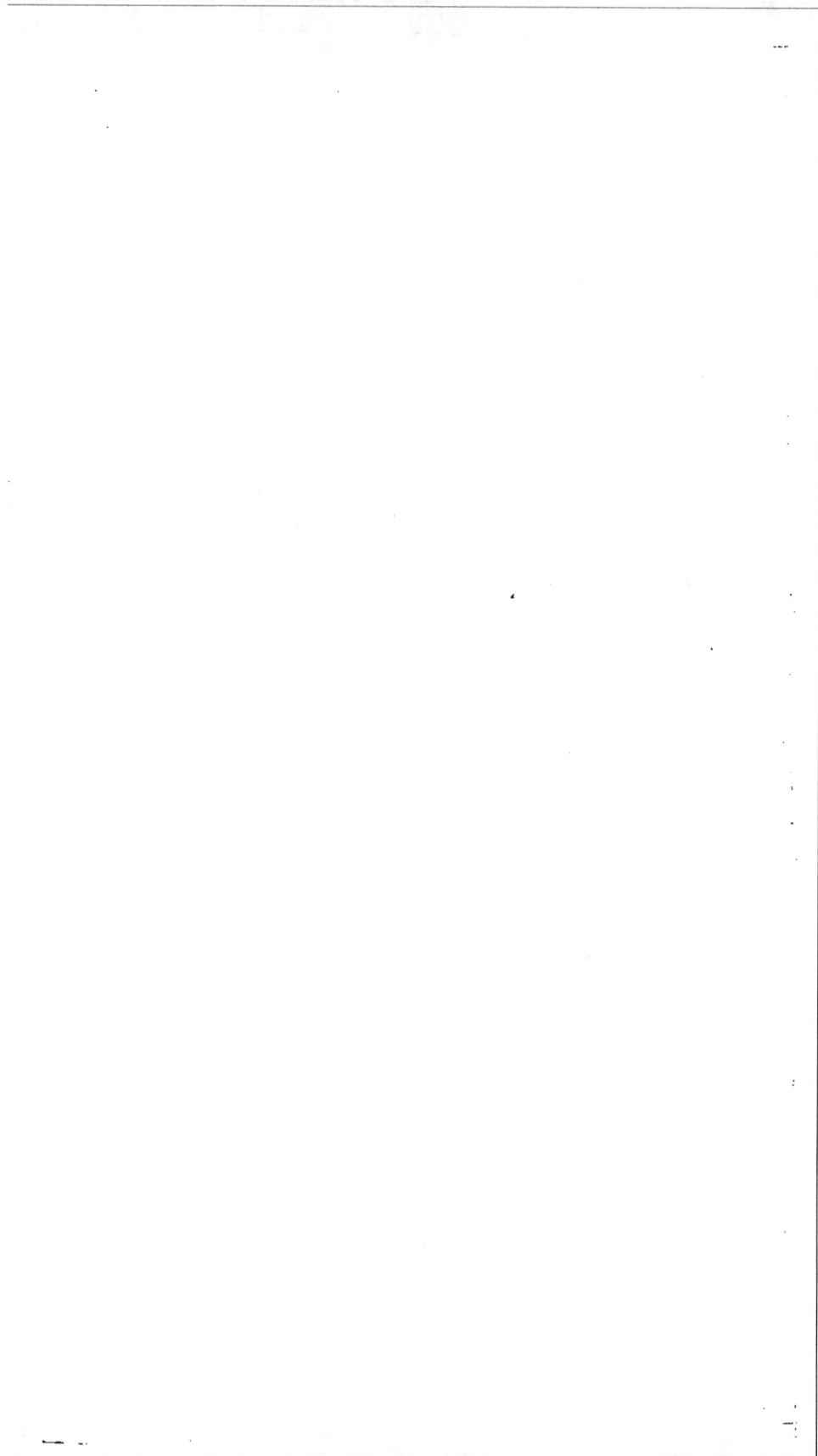

ASSAINISSEMENT

DE LA VILLE

DE

Rio-de-Janeiro

PROJET

PRÉSENTÉ

AU CONGRÈS NATIONAL DES ÉTATS-UNIS DU BRÉSIL

PAR

F. DE DONCKER, L. LAUREYS

ET

E. DOS G. BONJEAN

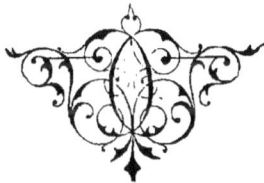

VICHY

C. BOUGAREL, IMPRIMEUR

Rue Sornin

—

1892

ASSAINISSEMENT

DE LA VILLE

DE

Rio-de-Janeiro

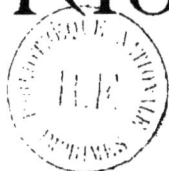

PROJET

PRÉSENTÉ

AU CONGRÈS NATIONAL DES ÉTATS-UNIS DU BRÉSIL

PAR

F. DE DONCKER, L. LAUREYS

ET

E. DOS G. BONJEAN

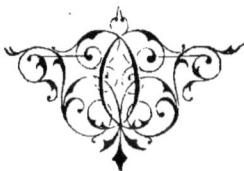

VICHY

C. BOUGAREL, IMPRIMEUR

Rue Sornin

—

1892

ASSAINISSEMENT

DE LA

Ville de Rio-de-Janeiro

Les temps sont passés où les prescriptions de l'hygiène individuelle suffisaient à la salubrité publique.

A mesure que la population se condense dans les grandes cités, que celles-ci absorbent les populations avoisinantes et les immigrants, que les maisons d'habitation se resserrent et les habitants s'y accumulent, que le sous-sol se contamine davantage par les infiltrations de toute nature, les moyens d'assainissement font partie du domaine public et c'est aux pouvoirs nationaux de sauvegarder la santé publique et de la défendre contre les épidémies.

Le devoir des gouvernements est d'enrayer ces épidémies qui déciment surtout les populations laborieuses, lesquelles assurent la richesse du pays et paient toujours le plus large tribut à la mort.

L'ennemi de l'ouvrier c'est la maladie, et

1

lorsqu'il est frappé dans sa force physique, qui est son capital, c'est la misère et la ruine : prolonger son existence, c'est augmenter la fortune publique !

Dans un mémoire présenté à l'Académie des Sciences de France, M. Thorne-Thorne expose que, de 1876 à 1884, l'Angleterre a dépensé pour l'exécution des travaux d'assainissement 1.406.250.000 francs et pour les services sanitaires ordinaires 562.500.000 francs, ensemble environ deux milliards de francs, soit une moyenne annuelle de 218.750.000 francs.

Le résultat immédiat de ces travaux a été la diminution de la mortalité, ce qui peut être démontré avec toute la rigueur. En effet, pendant les dix années de 1866 à 1875, la moyenne de la mortalité a été de 22,19 pour 1.000 habitants, et, pour les dix années de la période 1880-89, cette même moyenne est tombée à 19,08. La courbe des graphiques dressés est uniformément descendante à partir de 1878.

En Angleterre, la vie humaine constitue un capital pour l'Etat ; son prix correspond, suivant plusieurs économistes, à environ 3.875 francs.

Les statistiques démontrent que 876.581 existences ont été préservées par l'application des mesures sanitaires. Si on multiplie ce nombre par la valeur que représente chacune d'elles, le produit représentera un capital social de plus de trois milliards, somme supérieure au capital dépensé par l'Etat, en vue de l'amélioration de la santé publique.

Ajoutons que bien des maladies ont été évitées, bien des douleurs épargnées ; que la santé publique a été rendue meilleure et la vie plus heureuse !

Le Brésil, qui s'est imposé tant de sacrifices pour s'attirer l'immigration et qui a tant besoin d'augmenter sa force vitale par la population de son immense territoire, ne doit pas reculer plus longtemps pour combattre victorieusement le terrible fléau « la fièvre jaune » qui désole ce beau pays, y répandant la ruine, le deuil et la désolation !

L'assainissement d'une ville ne doit pas être étudié uniquement dans un but de spéculation, mais aussi à un point de vue essentiellement patriotique et humanitaire.

C'est sous cette inspiration que ce projet a été élaboré.

Les moyens d'assainissement doivent faire l'objet d'une étude générale d'ensemble.

L'exécution d'un projet savamment arrêté peut seule amener un bon résultat ; des mesures isolées et incomplètes ne feraient pas atteindre le but proposé.

Jadis la ville de Rio-de-Janeiro jouissait d'un parfait état de salubrité ; celui-ci s'étant modifié, il s'agit de rechercher les causes de ce changement : les faire disparaître, c'est faire cesser la fièvre jaune et partant, revenir à l'ancien état de chose.

Les causes étant connues. il est nécessaire d'éviter qu'elles se reproduisent ou prendre des mesures pour les neutraliser.

L'insalubrité de la ville de Rio-de-Janeiro doit être attribuée, surtout, aux causes suivantes :

1° Corruption du sous-sol ;

2" Manque d'eau pour la consommation et pour l'arrosage de la voie publique :

3" Absence de moyens d'écoulement des eaux vannes et pluviales et de drainage des eaux souterraines ;

4° Système défectueux de la canalisation de la Compagnie City Improvements :

5° Existence du canal du Mangue :

6" Manque de propreté de certaines propriétés privées.

CORRUPTION DU SOUS-SOL

La ville de Rio-de-Janeiro est bâtie. en partie. sur un terrain marécageux, et l'insuffisance des moyens d'évacuation a fait de ce terrain spongieux. le réceptacle, par infiltrations. des détritus de toute nature, provenant d'une nombreuse population. qui s'est développée avec une grande rapidité.

Ces infiltrations ont saturé complètement le terrain et. la décomposition ne se faisant plus. les miasmes s'y condensent, et. sous l'influence d'une cause quelconque, s'échappent dans l'atmosphère où ils répandent les germes de nombreuses maladies.

Les gaz délétères envahissent rapidement les terrains plus élevés et l'empoisonnement devient général.

Le soleil projetant continuellement ses rayons ardents sur le pavage des rues, les gaz délétères condensés sous ce pavage se dilatent et pénètrent dans l'atmosphère, où, en raison de leur plus grande densité, ils flottent dans les parties inférieures.

Le danger est beaucoup plus grand pendant la nuit que pendant le jour, quand la ventilation artificielle, produite par la circulation active durant le jour, a cessé presque complètement, c'est alors que ces miasmes acquièrent leur maximum de malignité.

Quand le sous-sol est contaminé, le moyen le plus rapide pour l'assainir est d'en extraire les miasmes qui s'y forment et d'y substituer un air frais et pur, par une ventilation active et continue, empêchant ainsi la condensation des gaz délétères.

Ce procédé détruit les effets de la fermentation pendant que l'on cherche à faire disparaître la véritable cause par la construction d'un réseau d'égouts et d'un service complet d'arrosage, travaux exigeant toujours un temps relativement beaucoup plus long.

L'appareil le plus convenable pour opérer la ventilation et la destruction des miasmes, est le *Comburent*.

Cet appareil est destiné à extraire les miasmes délétères, formés dans les égouts et dans les terrains contaminés, ainsi que les émanations de certains établissements ; à désinfecter et à brûler ces gaz en les faisant passer au travers d'un foyer alimenté par un combustible quelconque et à les rendre inoffensifs à l'atmosphère. L'appareil produisant dans les lieux infectés, une ventilation active et continue, empêche la condensation des miasmes, qui est toujours la cause principale des épidémies.

Dans les Congrès d'hygiénistes. et notamment dans celui tenu à Richemond, plusieurs spécialistes ont prouvé que l'origine infectieuse de la fièvre jaune devait principalement être attribuée aux émanations des dépôts ammoniacaux qui se forment dans les égouts et dans les sous-sols altérés, lesquels engendrent et favorisent cette maladie, et que le meilleur moyen de faire disparaître la cause essentielle des fièvres consiste dans la destruction des gaz d'hydrogènes sulfureux qui s'y produisent, soit par leur combustion, soit par leur dissolution par l'eau.

Le *Comburent* se compose de trois parties :

(*a*) Le corps de l'appareil ou le comburateur comprend une double grille, construite de manière à ce que les gaz viciés soient forcément brûlés.

La partie supérieure est munie de deux lentilles et d'une ouverture pour le service de l'appareil ; un bec central sert à activer un ventilateur qui accélère l'aspiration des émanations.

(*b*) La cheminée supérieure contient à sa partie inférieure le ventilateur désigné ci-dessus, et à sa partie supérieure un chapeau protégeant l'appareil contre la pluie.

(*c*) Le tube d'aspiration fait communiquer l'appareil avec le lieu qu'il s'agit d'assainir.

S'il s'agit des égouts, le tube d'aspiration se trouve en communication directe avec la partie supérieure des égouts.

S'il s'agit, par exemple, d'assainir un sous-sol de rue, le tube d'aspiration sera mis en communication avec un système de tubes de drainage perforés, placés dans le sol.

S'il s'agit seulement d'assainir une construction quelconque, le tube d'aspiration sera mis en communication avec la partie supérieure du lieu que l'on désire assainir.

Quand les lieux sont fortement infectés, on peut faire traverser les miasmes dans un réservoir contenant un désinfectant convenable avant de les faire arriver au tube d'aspiration.

L'appareil est d'une installation facile et proportionné à l'importance des miasmes à extraire.

Pour les services publics, tels que les égouts et les sous-sols, les appareils doivent fonctionner continuellement, ce qui maintient ces lieux dans un état permanent de salubrité.

Le fonctionnement de l'appareil est continu et exige très peu de surveillance, il est mécanique, donc à l'abri de la négligence, et une fois les feux allumés, son fonctionnement est presque illimité.

Une installation de 200 à 250 appareils est suffisante pour extraire les gaz qui se forment dans les égouts et dans le sous-sol de la ville et des faubourgs.

Les dépenses pour les travaux, comprenant les appareils, leur jonction aux égouts existants et le placement des tubes pour la ventilation, partout où ils seront reconnus nécessaires, ne dépasseront pas une somme de 1000 contos de reis.

MANQUE D'EAU POUR LA CONSOMMATION ET POUR L'ARROSAGE DE LA VOIE PUBLIQUE

CONSOMMATION

Tout le monde reconnaît l'insuffisance de l'approvisionnement d'eau de la ville de Rio-de-Janeiro.

Les services publics les plus indispensables n'existent pas, au détriment de la salubrité publique.

Des mesures énergiques doivent être prises sans tarder pour assurer l'arrosage de la voie publique, le lavage des rigoles ainsi que des chasses dans les égouts.

Tous les hygiénistes sont d'accord pour reconnaître que la salubrité d'une ville est d'autant mieux garantie, que la quantité d'eau dont elle dispose est plus considérable.

Le premier problème à résoudre est celui
relatif à la quantité d'eau indispensable pour faire
face aux besoins actuels et prévoir celle nécessaire
en vue de l'augmentation rapide de la population.

Ce problème ne présente pas de difficultés,
et en estimant la population actuelle à 600.000
habitants et celle dans un avenir plus ou moins rap-
proché à 1.200.000 habitants, on peut dresser le
tableau suivant :

DÉSIGNATION DES SERVICES	POPULATION	
	600.000 h.	1.200.000 h.
200 litres par habitant pour les services ordinaires	120.000 m c.	240.000 m.c.
100 litres par animal : cheval, mule, vache, etc., etc.	1.000 »	2.000 »
6 litres par mètre carré pour l'arrosage de la voie publique, calculés trois fois la quantité prévue en Europe, sur 350 hectares actuellement. et 500 hectares prochainement	21.000 »	30.000 »
Irrigation de jardins particuliers	6.000 »	10.000 »
Consommation d'eau pour bains, fontaines, abreuvoirs	10.000 »	25.000 »
Lavage des égouts, filets d'eau	15.000 »	35.000 »
Consommation pour l'industrie, casernes, hôpitaux, stations, services d'incendie, etc., etc.	8.000 »	25.000 »
Total	181.000 m c.	367.000 m.c.

Ce qui représente, dans l'un et l'autre cas,
un peu plus de 300 litres par habitant.

On peut évaluer à 80.000^{m3} l'approvisionnement actuel, il manque donc, aujourd'hui, pour ré-
gler tous les services 101.000^{m3} d'eau par jour,

et quand la population sera doublée, il manquera 287.000^{m3}, soit, en chiffre rond, 300.000^{m3}.

La captation d'eau à établir doit être capable d'un débit de 300.000^{m3} par jour, ce qui représentente 3^{m3},50 par seconde.

Il est évident que cette quantité d'eau, relativement faible, n'oblige pas à recourir à des travaux grandioses et gigantesques tels que ceux nécessités par la dérivation de grands fleuves, comme il a été proposé. Le volume d'eau nécessaire pouvant se rencontrer dans un espace déterminé par une circonférence ayant un rayon de cinquante kilomètres et la Capitale Fédérale pour centre, il est plus pratique de profiter de ces eaux, non seulement parce que ce sont des eaux de *source*, mais aussi parce que les travaux exigent moins de dépenses.

Les eaux doivent être potables, salubres, limpides, *sans odeur ni saveur*, aérées et sans matières organiques, et seront reconnues saines par les autorités compétentes.

La différence de niveau des sources déjà étudiées, en tenant compte de la hauteur des réservoirs distributeurs et de la perte de charge dans les conduites, est de 140^m. Si l'on adopte pour les canalisations des tubes de 1^m,00 de diamètre, la vitesse, dans les conditions ci-dessus, sera de 1^m,4073 par seconde, ce qui donne 95.000.000 de litres en 24 heures pour chaque canalisation.

Pour l'exécution complète du projet, il faudrait une triple canalisation, composée de trois

tubes de 1^m,oo de diamètre chacun et dans lesquels la vitesse de l'eau aurait pour limite inférieure 1^m,4073.

La population actuelle de la Capitale étant
seulement de 600.000 habitants, il n'est pas nécessaire d'exécuter immédiatement le projet complet, on peut s'arrêter à une double canalisation ;
mais il convient, cependant, d'organiser le projet
définitif et de guider les travaux dans la prévi-
sion de l'installation de la troisième canalisation.

Cette canalisation double garantit une fourniture supplémentaire de 190.000.000 de litres
par jour.

Cette quantité d'eau est suffisante, jusqu'à
la fin de la douzième année, en supposant que
l'augmentation de la population soit de 100.000
individus tous les quatre ans, comme on le prouvera
plus loin.

Vers la fin de la douzième année, il sera
nécessaire d'établir la troisième canalisation.

A la fin de chaque période de douze ans, en
admettant une augmentation constante de la population, il faudra d'établir une nouvelle canalisation. En effet, la population, au bout de cette
période, s'étant accrue de 300.000 habitants, la
consommation d'eau devra être augmentée de
300.000 × 300 litres ou 90.000^{m3}, quantité cor-
respondant au débit d'une nouvelle canalisation
à construire dans les mêmes conditions que les
précédentes.

On peut évaluer très approximativement les

dépenses à faire pour ces travaux en se basant sur ceux déjà exécutés à Rio-de-Janeiro et dans des villes d'autres pays, en tenant compte des différences de change, de la main d'œuvre et des transports.

Citons comme exemple la distribution d'eau de Nîmes, en France, celle de Bruxelles, adoptée dernièrement pour renforcer la canalisation existante, et nous jugerons inutile de parler des distributions de Paris et de Londres, qui sont bien connues.

La distribution de Nîmes a été tirée du Rhône, à 25.986 mètres de distance, et cette installation a exigé des galeries de filtration et des machines d'aspiration et de refoulement. Les dépenses sont résumées comme suit :

	fr.
Acquisition des terrains...................	33.717 25
Galeries de filtrations....................	304.315 45
Bâtiments des machines..................	423.598 69
Réservoir...............................	190.000 00
Machines..............................	406.875 99
Tubes en ciment........................	552.000 00
Tubes en fonte..................	1.551.315 12
Tubes de décharges.....................	31.428 12
Tubes divers........	75.995 12
Frais généraux.........................	20.000 00
Honoraires et surveillance...............	150.000 00
Canalisation dans la ville................	450.000 00
TOTAL................	4.189.245.74

Il s'agissait d'une captation de 30.000$^{m^3}$ d'eau par jour.

Semblable projet exécuté à Rio-de-Janeiro pour 300.000$^{m^3}$, coûterait 56.000 contos de reis, en prenant en considération aussi que la distance de captation est de 50 kilomètres, au lieu de 25.986 mètres.

La fourniture d'eau à la ville de Bruxelles ayant été jugée insuffisante, l'administration de la ville a décidé de capter les sources du Modave, situées à 80.720 mètres de la ville et conduire les eaux vers le réservoir à construire, près de la ville, au moyen de tuyaux. Le projet était évalué à 23.834.600 francs pour 86.400^{m3} d'eau par jour.

Ce projet exécuté à Rio-de-Janeiro, dans les conditions ci-dessus, pour une fourniture d'eau de 290.000.000 de litres par jour, coûterait 77.000 contos de reis, y compris les dépenses d'installation pour le lavage des rigoles, l'arrosage de la ville et les appareils nécessaires pour les chasses dans les égouts.

Le même projet exécuté pour une fourniture de 190.000.000 de litres d'eau par jour, ce qui est suffisant pour le moment, comprenant les installations précitées, coûterait, au maximum 58.000 contos de reis.

Nous avons dit plus haut que, par suite de l'augmentation de la population de 100.000 habitants tous les quatre ans, une nouvelle canalisation devra être faite tous les douze ans.

Cette nouvelle canalisation ne peut pas être négligée, car on doit garantir constamment aux habitants, au moins la même quantité d'eau, indispensable à la salubrité. C'est justement pour ne pas avoir pris des mesures d'assainissement, au fur et à mesure de l'augmentation de la popu-

lation, que la ville de Rio-de-Janeiro est devenue
de plus en plus insalubre, et même, si l'on persé-
vérait plus longtemps dans cette négligence, elle
deviendrait inhabitable.

La dépense à faire pour chaque installation
serait d'environ 25.000 contos de reis; elle se com-
penserait largement par la rente que produirait la
vente des 95.000^{m3} d'eau par jour, ou 34.675.000^{m3}
par an, lesquels, au prix de 100 reis le mètre
cube, donnerait 3.467 : 500$000 reis. Le coût
annuel, compris les frais, intérêts et amortissement, ne dépasse pas 2.000 contos de reis.

ARROSAGE

L'arrosage des voies de communication est le
service qui doit être l'objet de toute la sollicitude
du Gouvernement : c'est le moyen le plus efficace
pour combattre l'épidémie, mais cet arrosage doit
être *régulier*, *général* et *abondant*.

La quantité d'eau pour ce service ne doit pas
être inférieure à 6 litres par mètre carré et par jour.

C'est pour ces différents motifs que nous
proposons l'arrosage par le système que nous al-
lons décrire et que nous nommons « la pluie artificielle ».

Cette pluie n'est pas celle qu'on obtient par
la condensation des nuages, problème qui n'a pas
encore été résolu ; il s'agit ici d'une pluie limitée,
locale, dépendante d'un réseau de tuyaux, conve-

nablement disposés, répandant les eaux captées aux sources.

Le système a non seulement l'avantage de l'économie, mais encore celui de l'exactitude et de la régularité, vu que la pluie, c'est à dire l'arrosage, peut être obtenue dans le moment qu'on la désire, ou quand elle est nécessaire.

Comprise de cette manière, la pluie artificielle est pratique et peut rendre de grands services pour l'arrosage d'une ville, de jardins ou de parcs.

L'arrosage sera fait au moyen d'un réseau de tubes spéciaux, placés contre les trottoirs, ou les façades des édifices, relié à la distribution d'eau déjà en service et à la nouvelle à construire, et appareillé de manière à laisser toujours libre la moitié de la largeur de la rue, pendant que l'on arrose l'autre moitié.

Ce service mécanique, si important au point de vue de la salubrité publique, présente toutes les garanties d'économie et de régularité.

Les eaux pour l'arrosage sont donc fournies par la distribution générale.

Une canalisation spéciale garantira la fourniture d'eau à chaque quartier, et, de cette canalisation, seront tirés les distributeurs pour l'arrosage, de manière que, par la manœuvre d'une simple vanne, on pourra faire fonctionner l'appareil d'arrosage pour tout un quartier. Ce système mécanique permet d'arroser, en peu d'heures, toute la ville, ce qui n'est pas possible avec les moyens dont on dispose actuellement.

Au réseau d'arrosage sont placés des appareils par où l'eau sort avec une vitesse déterminée, pour que l'arrosage soit complet partout, et pour qu'elle s'échappe sous la forme de pluie fine.

Dans les rues larges et sur les places publiques, pour faciliter l'arrosage, on établira des candélabres arrosoirs, de la même manière que l'on établit les candélabres pour la lumière.

L'arrosage peut se faire à des heures déterminées, et aux moments où la circulation est moins active, et, dans tous les cas, il peut se faire chaque fois que l'on désire ou que l'on juge qu'il soit nécessaire.

Les avantages de ce système sont réels. En effet, l'arrosage est *uniforme, régulier, général, abondant, mécanique* et, par suite, à l'abri des négligences de l'homme ; de plus, les eaux d'arrosage sont mesurées et contrôlées par des compteurs spéciaux.

La main d'œuvre est presque nulle.

Outre ces avantages, il arrive que, en s'échappant en pluie fine, l'eau purifie l'air, produit une ventilation naturelle d'où il un résulte abaissement de température.

Si, cependant, malgré ces nombreux avantages, ce système trouve peu d'adeptes, le service devra dans tous les cas être organisé à l'instar de ce qui se fait dans les grandes cités européennes. Nous ajouterons que l'administration compétente, avant de s'arrêter à un système quelconque, ferait bien d'expérimenter celui que nous proposons, l'expérience pouvant se faire à peu de frais.

Disons, pour finir, qu'une irrigation imparfaite serait plus dangereuse que bienfaisante.

ABSENCE DE MOYENS D'ÉCOULEMENT DES EAUX VANNES ET PLUVIALES ET DE DRAINAGE DES EAUX SOUTERRAINES

ÉCOULEMENT DES EAUX VANNES ET PLUVIALES

L'eau, qui est un agent de salubrité, quand elle est claire et pure, devient, au contraire, après avoir servi aux usages publics et particuliers, un élément très dangereux, dont il faut se débarrasser au plus vite en l'éloignant des villes.

Chargée d'immondices et de souillures par son contact avec les rues, les cuisines et autres usages domestiques, elle doit disparaître dans un réseau d'égouts, convenablement installé, emportant ainsi les principes actifs des fièvres et de tous les terribles ferments qui engendrent toutes sortes d'épidémies.

Les grandes villes d'Europe se sont imposé d'immenses sacrifices pour l'établissement de leurs égouts, suivant les plus récentes données de la science moderne.

Il est indispensable avec la construction du réseau général des égouts, de compléter et de perfectionner le système de la Compagnie City Improvements, ce que nous indiquerons dans un article suivant.

2

Le réseau d'égouts établi à Rio-de-Janeiro est insuffisant et n'est pas à la hauteur d'une grande cité comme la Capitale Fédérale.

Il est urgent que ce réseau soit complété par des égouts collecteurs, comme on l'a fait dans les grandes villes d'Europe.

Voici le réseau à construire :

L'égout collecteur principal sera à double section, de 4^m,oo d'ouverture chacune, et partira de la praia de Copacabana, d'un réservoir construit à un niveau convenable pour assurer la pente nécessaire aux autres collecteurs.

Ce grand collecteur traversera, en tunnel, le Mont de Babylonia ou de S. Joâo Baptista, et se dirigera vers la ville par l'itinéraire suivant :

Praia de Copacabana.
Praia de Botafogo.
Rue Marquez de Abrantes.
Rue do Cattete.
Rue da Gloria.
Rue da Lapa.
Largo da Lapa.

Son extension sera de 6.5oo mètres et les deux sections seront parallèles ou se bifurqueront, suivant le besoin, ou suivant les conditions locales.

Au largo da Lapa on établira un réservoir de bifurcation, d'où partiront deux embranchements :

1° Celui de droite passera par la rue do Passeio, largo et rue d'Ajuda, rue dos Ourives jusqu'à la place du 28 Septembre, et aura une longueur de 2.050 mètres.

Au largo d'Ajuda un autre embranchement suivra par les rues S. Luzia, Miséricordia ou sa parallèle, Primeiro de Março et aboutira au pied du mont S. Bento et aura une longueur de 2.100 mètres.

2° Celui de gauche suivra les rues de Visconde de Maranguape, Arcos, Lavradio, Visconde do Rio-Branco, praça da Acclamaçâo, Visconde de Itaùna, S. Christovâo, Mariz-Barros, S. Francisco-Xavier, sa longueur sera de 7.500 mètres.

Les différentes ramifications de ces embranchements seront :

Praça da Acclamaçâo jusqu'au mont Livramento......	500 mètres
id jusqu'à la rue du Conde d'Eu....	1.750 »
Rue du Général Caldwel et du Senador Euzebio.......	1.750 »
id. Machado Coelho et Haddock Lobo.............	1.700 »
id. Mello et praia de S. Christovào.............	3.750 »

La longueur totale de ces collecteurs sera de 27.600 mètres.

Ces collecteurs recevront les égouts des eaux pluviales déjà existants et les nouveaux à construire, que nous estimons à 50 kilomètres.

Les dimensions de tous les collecteurs et de tous les égouts seront proportionnelles à l'importance des sections à desservir et à la quantité d'eau à évacuer, et les déclivités seront déterminées dans les projets définitifs.

Les collecteurs seront munis de tous les appareils et matériel nécessaires pour le service de curage, tels que : wagons, vannes de chasse, etc.. et ils seront en communication avec les eaux de la distribution, afin que l'on puisse y effectuer d'abondantes chasses d'eau pure.

Pour obtenir la pente suffisante aux collecteurs, ceux-ci déboucheront dans des bassins, à construire à des niveaux convenables, d'où les eaux seront épuisées au moyen de pompes, mues à la vapeur, à l'exemple de ce qui se fait à Londres.

Les dimensions des égouts collecteurs et la force des machines seront calculées en prenant en considération les conditions suivantes :

1° Une fourniture d'eau de 367.000^{m3} par jour pour une population de 1.200.000 habitants.

2° Une superficie mouillée par les eaux pluviales, de 10.000.000 de mètres carrés environ.

Le volume d'eau à évacuer par les collecteurs varie continuellement, cependant, le cas le plus défavorable serait celui où il s'agirait de donner le débouché suffisant aux eaux d'une pluie torrentielle.

VOLUME D'EAU PROVENANT D'UNE PLUIE TORRENTIELLE

On peut évaluer à 0^m.03, l'épaisseur de la couche d'eau tombée pendant une heure de pluie torrentielle, couche uniformément répartie sur toute la superficie imperméable de la ville.

Si l'on considère la quantité d'eau perdue par évaporation et par écoulement direct dans la baie, on peut dire que le collecteur principal

devra décharger 200.000.000 de litres d'eau aug-
mentés de 15.000.000 de litres provenant de l'u-
sage de la population, pendant une heure.

La quantité totale d'eau à évacuer sera donc
de 215.000.000 de litres.

Il est à remarquer que le réseau d'égouts
constituera un immense réservoir, dont la contenance, y compris les bassins d'épuisement, ex-
cèdera 250.000.000 de litres. Donc, toute l'eau
tombée pendant une heure de pluie torrentielle,
sera absorbée par les collecteurs, en supposant
même que les machines d'épuisement ne fonc-
tionnent pas, et cela sans inonder les égouts ordinaires, et par conséquent les rues.

Les eaux se rendront aux bassins, y seront
puisées et jetées à l'Océan.

Supposons que la hauteur d'épuisement soit de
6ᵐ,00, et que, combinée avec la pente du collecteur, une vitesse de 1ᵐ,45 par seconde soit assurée
aux eaux.

Le travail en chevaux-vapeur pour élever ces
eaux, sera donné par la formule :

$$X = \frac{215.000.000^k \times 6^m}{3.600" \times 75^k} = 4.800^{cv}$$

C'est la force qui serait nécessaire pour épuiser complètement les collecteurs, en une heure, et
en cas de pluies torrentielles ; mais, pratiquement,
elle peut être réduite. En effet, il suffit d'allé-
ger les collecteurs de la moitié des eaux qu'ils re-
çoivent, dans ce cas extraordinaire, ce qui, sous
une autre forme, revient à doubler le temps de

l'épuisement, et, partant, à réduire la force à moitié.

Durant les deux heures d'épuisement, la consommation de la population aura été de 30.000.000 de litres, le travail en chevaux-vapeur, pour élever ce volume d'eau, se calculera par la formule :

$$Y = \frac{30.000.000 \times 6^m}{2 \times 3.600'' \times 75^k} = 333^{cv}$$

Soit en chiffre rond 400 ^{cv}.

Donc, le travail total pour élever les eaux, dans le cas le plus défavorable et en deux heures, pour vider complètement les collecteurs, sera de :

$$\frac{X}{2} + Y = \frac{4.800}{2} + 400 = 2.800^{cv}.$$

Le cas le plus fréquent sera celui où il s'agira d'épuiser les eaux de la distribution, soit 367.000.000 de litres, pour une population de 1.200.000 habitants, en 24 heures, et pour ce cas il suffira de la force suivante :

$$\frac{367.000.000 \times 6^m}{24 \times 3.600'' \times 75^k} = 340^{cv}.$$

Il est convenable de subdiviser la force totale de 2.800 ^{cv}, nécessaire seulement dans des cas extraordinaires, en un nombre de machines dont une seule suffise aux besoins ordinaires, comme cela a été fait à Londres.

Le collecteur principal prévu étant à double section, chacune de 4^m.00 de largeur sur 3^m.20 de hauteur, par exemple, et la pente étant fixée de manière à obtenir une vitesse de 1^m,45 par seconde, le volume évacué par ce collecteur, durant les deux heures d'épuisement, sera de :

$$V = 2 \text{ heures, ou } 7.200'' \times 2 \times 4^m \times 3^m,20 \times 1^m,45 =$$
$$V = 267.264.000 \text{ de litres}$$

soit un volume supérieur à celui qu'il s'agit réellement d'écouler, et que nous avons calculé à 245.000.000 de litres.

Pour éviter la difficulté de construction d'un grand collecteur à double section dans des rues relativement étroites, il sera convenable d'examiner, lors des études définitives, les trois projets suivants :

1° Au lieu de construire les deux sections du grand collecteur à côté l'une de l'autre, les séparer et adopter des directions différentes se rendant vers le même réservoir d'épuisement.

2° Au lieu d'adopter un collecteur à double section, examiner s'il ne serait pas plus avantageux de construire un collecteur à section réduite, et un réservoir intermédiaire qui ne fonctionnerait qu'en temps des grandes pluies.

3° Réduire le grand collecteur à des proportions moindres, pour desservir uniquement la partie de la ville où les maisons sont agglomérées, et construire un autre collecteur, en tunnel, partant du Boulevard de l'Empereur, par exemple, lequel se rendrait en ligne directe vers le bassin d'épuisement, et desservirait les faubourgs.

Nous considérons la seconde hypothèse

comme la plus avantageuse, et, dans ce cas, le réservoir intermédiaire pourrait être construit dans les terrains de l'ancien abattoir.

Il se composerait d'une série d'arcades de $5^m,oo$ d'ouverture, entre les pieds droits, couvertes de voûtes, aurait une contenance de plus de 25.000^{m3} et formerait un vaste rectangle de 200^m de longueur sur 100^m de largeur.

Sur la partie supérieure du réservoir, on pourrait construire de vastes entrepôts pour les cafés ou autres marchandises, ce qui allègerait la Station Centrale. Ces entrepôts seraient en communication avec le chemin de fer et avec la mer, de manière que les wagons chargés pourraient arriver d'un côté aux magasins, et les chargements se faire de l'autre, dans des navires calant moins de dix pieds, qui arriveraient par des canaux spéciaux et à construire.

Ces derniers travaux ne sont pas estimés dans les devis de ce mémoire.

Les eaux de ces canaux, soit environ 15.000^{m3} par jour, seraient fournies par la distribution générale, et se renouvelleraient continuellement. Avant d'entrer dans les canaux, elles actionneraient une turbine, dont la force serait de 350^{cv}, et qui servirait à produire la lumière électrique et la force motrice nécessaire aux différents appareils élévatoires.

L'excédent des eaux, non nécessaires à la navigation, serait lancé dans les égouts.

Dans les calculs définitifs, on prendra en

considération que toutes les eaux n'arrivent pas en même temps dans les collecteurs, et on aura aussi égard aux hauteurs pluviométriques données par l'Observatoire.

DRAINAGE DES EAUX SOUTERRAINES

Le draìnage des eaux du sous-sol, d'une utilité incontestable, a été conseillé par différents spécialistes, parmi lesquels M. le Dr B. A. da Rocha Faria, professeur d'hygiène à la Faculté de Médecine de Rio-de-Janeiro, et W. Revy.

D'après cet éminent professeur :

« Le draìnage de la ville de Rio-de-Janeiro ne peut être ajourné et représente, dans l'assainissement de son milieu tellurique, la première et la principale nécessité.

« D'après le principe doctrinaire, sanctionné par l'expérience, que les eaux souterraines, à deux mètres de profondeur minimâ, se conservent indifférentes à la vie, à la superficie, le draìnage de la ville de Rio-de-Janeiro doit comporter cette profondeur minimâ, au moins, pour qu'il soit efficace. »

Dans le rapport du deuxième Congrès de Médecine et de Chirurgie du Brésil, il est dit aussi que ce draìnage ne doit pas être ajourné.

Le draìnage du sous-sol peut se faire, d'une manière très simple et économique, au moyen des égouts pour les eaux vannes et pluviales, dont nous avons déjà parlé.

Le niveau des eaux souterraines peut être abaissé à la profondeur minimâ de 2m,50 à 2m,75, au-delà de laquelle on n'obtiendrait aucun avantage.

Nous complétons ce sujet en donnant le croquis d'un type de collecteur de 3^m,oo de hauteur. sur lequel figurent les canalisations d'eau, de gaz, de la City Improvements, de l'eau tirée de la conduite générale pour les chasses dans les collecteurs et égouts, et, finalement, les tubes de draînage déchargeant dans des syphons, d'où les eaux se rendent dans les collecteurs. Ces eaux pourront aussi être recueillies dans des collecteurs spéciaux, ne recevant que les eaux de draînage, ce qui sera fixé d'une manière définitive lors des études finales.

Les dépenses de ces travaux peuvent être estimées comme suit :

(a) Construction du collecteur double en tunnel : excavation en roches, maçonneries de briques ou d'appareils simples, deux banquettes avec rails pour le wagon et le porte-vanne, poutrelles d'assises pour recevoir les tuyaux des divers services, placement des tuyaux et tout autre travail, cintre, étançonnage, épuisement, poudre ou dynamite, sur une longueur de 800 mètres à........ 3:800$000   3.040:000$000

(b) Idem, idem, déblai à ciel ouvert sur une longueur de 1.200 mètres à...... 3:88o$000   4.656:000$000

(c) Idem, idem, excavation en terre, dépavage et repavage, déplacement du tramway sur une longueur de 4.500 mètres à.................... 3:000$000   13.500:000$000

(d) Construction d'un collecteur de 4^m,oo d'ouverture et 2^m,5o de hauteur, avec les installations ci-dessus, sur une longueur de 7.950 mètres à .... 2:000$000   15.900:000$000

(e) Idem, idem, de 2 à 3^m,oo d'ouverture sur une longueur de 12.650^m,oo à..... 1:700$000   21.505:000$000

(f) Idem, idem, de 2^m,oo, sur une longueur de 500^m,oo à............... 900$000   450:000$000

(g) Construction de 50.000 mètres d'égouts ordinaires de 0^m,7o à 1^m,oo d'ouverture à.................. 15o$000   7.500:000$000

(h) Construction des chambres de biffurcation, niches, raccordements aux an-

A reporter.....   66.551:000$000

Report.......	66.551:000$000
ciens égouts, puits de visite,-regards avec grilles, syphons, etc............	800:000$000
(i) Construction du réservoir d'épuisement, bâtiments des machines, pompes, ustensiles divers, canal de décharge, wagons, vannes, etc.........	4.965:000$000
(j) Suppression et reconstruction de l'usine de la City Improvements........	300:000$000
(k) Projet, études, frais généraux, direction, inspection, indemnités, accidents, intérêts et imprévus...............	8.100:000$000
TOTAL............	80.716:000$000

Les dépenses pour la construction du réseau d'égouts collecteurs et de 50 kilomètres d'égouts ordinaires montent donc à 80.716 contos de reis.

SYSTÈME DÉFECTUEUX DE LA CANALISATION DE LA Cie CITY IMPROVEMENTS

Les améliorations à faire dans ce service doivent être l'objet d'une mesure toute spéciale et devront être rapidement exécutées.

Les usines de la Compagnie City Improvements situées en ville seront réédifiées sur les bords de l'Océan, en dehors de la baie, à proximité des bassins à construire pour les égouts des eaux vannes et pluviales.

La canalisation sera modifiée de la manière suivante : partout où il sera possible, la canalisation principale sera établie dans les collecteurs et les tuyaux en grès seront remplacés par des tuyaux en fonte émaillée. Cette canalisation sera en communication avec des réservoirs spéciaux, permettant d'opérer, au moins, deux chasses abondantes par jour.

Afin d'assurer le nettoyage des conduites de raccord des maisons, chaque latrine sera pourvue d'une disposition particulière, opérant automatiquement deux chasses par jour, à part des nettoyages actuellement en usage.

Cette modification se fera immédiatement partout où elle pourra être établie dans les collecteurs, et pour le restant, au fur et à mesure du renouvellement des tubes en grès ; ailleurs, où ceux-ci seront maintenus provisoirement, la conduite en grès sera accompagnée de tuyaux de ventilation aspirant les gaz délétères et les émanations qui s'échappent de ces canalisations, soit par les joints, les ruptures, etc., soit par *exsudation*. Ces gaz délétères seront aspirés et détruits par les combusteurs.

EXISTENCE DU CANAL DU MANGUE

Il nous paraît superflu d'insister sur la nécessité de la suppression du canal du Mangue, foyer d'infection, séjour permanent des fièvres.

On ne doit pas prendre comme parole d'Evangile l'opinion admise, que le Mangue est plutôt un bien qu'un mal.

Faire disparaître ce foyer d'infection, c'est supprimer un des principaux facteurs de la fièvre jaune.

Ce foyer pestilentiel doit être remblayé, après un nettoyage parfait et l'installation d'un système complet de drainage et de ventilation, et converti en une promenade plantée d'eucalyptus.

La dépense pour ce travail, y compris le nettoyage, les tubes de draînage et de ventilation, le remblai, l'installation des combusteurs, ainsi que la plantation des arbres, montera à une somme de 284 contos de reis.

La plantation de l'eucalyptus doit se généraliser le plus possible dans les lieux humides.

MANQUE DE PROPRETÉ DE CERTAINES PROPRIÉTÉS PRIVÉES

L'autorité pnblique doit appliquer, avec la plus grande sévérité, les règlements qui régissent la matière. Certaines propriétés, telles que *vendas*, magasins de conserves, boucheries, écuries, etc., doivent être munis de comburateurs pour aspirer les émanations et y produire une ventilation continue afin d'empêcher la condensation des miasmes.

Est-il besoin d'insister sur la suppression de certains établissements, convertis en foyers pestilentiels, au centre de la ville, où les rez-de-chaussée sont de véritables poulaillers situés au-dessous des chambres à coucher et qui s'annoncent, au loin, par l'odeur nauséabonde qu'ils répandent dans les environs ?

De fortes amendes devront être appliquées aux contrevenants et le produit de ces amendes versé en prime au personnel chargé de la surveillance de ce service.

RÉSUMÉ DES DÉPENSES A FAIRE POUR
L'EXÉCUTION COMPLÈTE DU PROJET D'ASSAINISSEMENT
DE LA VILLE DE RIO-DE-JANEIRO

Assainissement du sous-sol par l'aspiration et la combustion des gaz délétères, au moyen de tubes perforés et de comburateurs...................................	1.000:000$000
Approvisonnement supplémentaire de 190.000^{m3} d'eau par jour, satisfaisant à toutes les nécessités, organisation d'un système d'arrosage mécanique et installation d'appareils pour le lavage des égouts et filets d'eau.........................	58.000:000$000
Construction d'un réseau d'égouts collecteurs suivant les données les plus récentes de la science moderne	80.716:000$000
Remblai du Mangue et construction d'une promenade d'eucalyptus.............................	284:000$000
TOTAL.................	140.000:000$000

DÉLAIS D'EXÉCUTION

Les différents délais pour l'exécution de ces travaux seront fixés comme suit, et comptés à partir de l'approbation du projet définitif, à soumettre au gouvernement dans le délai de six mois :

Suppression du canal du Mangue.........................	5 mois
Assainissement du sous-sol au moyen de comburateurs.	10 »
Installation de la canalisation principale pour augmenter la provision d'eau	18 »
Achèvement de cette installation, y compris le système d'arrosage...	24 »
Construction du réseau d'égouts collecteurs, avec toutes ses dépendances..	60 »

Ce n'est qu'un projet complet d'assainissement, étudié définitivement sur ces bases et exécuté sous la surveillance d'un personnel sévère, qui peut restituer à la ville de Rio-de-Janciro la sulabrité dont elle a tant besoin en faisant dispa-

raître le fléau implacable qui cause tant de ruines
et coûte tant de larmes !

Les dépenses pour la réalisation du projet
d'assainissement, comprenant la ventilation du
sous-sol, l'augmention de la fourniture d'eau,
l'exécution du réseau d'égouts, la suppression
du canal du Mangue, montent à la somme de
140.000:000$000 de reis.

Pour obtenir le capital, le gouvernement peut
procéder au moyen d'un emprunt public et national à intérêts de 5 o/o avec rachats annuels et
primes.

Les charges financières de l'entreprise sont
approximativement les suivantes:

Intérèts de 5 o/o sur l'importance de l'emprunt......	7.000:000$000
Service des comburateurs........................	80:000$000
Service des eaux.............................	400:000$000
Service des égouts; direction, inspection, entretien, épuisement et nettoyage.....	820:000$000
Total............... ...	8.300:000$000

Les charges de l'entreprise sont donc de
8.300 contos de reis actuellement.

Le manque d'eau, l'augmentation rapide de
la population, le développement de l'industrie,
l'organisation des services sanitaires, etc., auront
pour résultat une consommation considérable
d'eau.

Les statistiques démontrent que plus de 25.000 émigrants restent annellement dans la capitale, conséquemment, sans prendre en considération le nombre considérable des personnes venant s'établir spontanément à Rio-de-Janeiro, soit venant de l'Europe, soit venant de l'intérieur, on peut admettre, sans exagération, une agmentation de 100.000 habitants tous les quatre ans.

L'exécution du projet nous permettant de fournir journellement 190.000^{m3} d'eau ou 69.350.000^{m3} par an, il est facile d'évaluer l'augmentation du revenu provenant de la vente de cette eau et des autres contributions durant les douze premières années, pendant lesquelles les canalisations projetées seront suffisantes.

Le tableau suivant permet d'apprécier ces revenus au bout de 4, 8 et 12 années :

DÉSIGNATION	4 ANS	8 ANS	12 ANS
Augmentation de la consommation d'eau, reconnue insuffisante actuellement, calculée sur 600.000 habitants : 365 j. ×6000.000 h. ×50 litres à 100 reis le m³..	1.095:000$000	1.095:000$000	1.095:000$000
Augmentation de la consommation par suite de l'augmentation de la population : 100.000 h⁵ ×200 lit. ×365 jours, à 100 reis le m³........	730:000$000	1.460:000$000	2.190:000$000
Augmentation de 10 °/₀ sur le prix actuel pour permettre au gouvernement l'exécution des egouts et autres travaux nécessaires : 700.000 h⁵ × 200 lit. × 365 jours × 0.10..........	511:000$000	584:000$000	653:000$000
Contribution pour l'arrosage, comprenant la main d'œuvre à 500 ʳˢ par m² par an, la surface arrosée étant déterminée par le produit obtenu entre la longueur de la propriété parallèle à la voie, et la largeur constante de 7ᵐ,00, soit 400 km. × 7 = 2.800.000ᵐ² à 500 ʳˢ.	1.400:000$000	1.700:000$000	2.000:000$000
Contribution payée par les propriétaires pour relier leurs décharges au réseau d'egouts. Cette contribution sera proportionnelle à la surface construite et est évaluée à environ,....	660:000$000	760:000$000	860:000$000
Vente d'eau aux particuliers pour l'arrosage des jardins, cours, toits. 6.000ᵐ³ × 365 à 100 ʳˢ.	219:000$000	310:000$000	402:000$000
Vente d'eau pour l'industrie privée, 8.000ᵐ³ × 365 à 100 reis	292:000$000	438:000$000	584:000$000
Subside du Gouvernement, qui jouira gratuitement, des eaux d'arrosage, des égouts, et de l'eau potable pour les édifices publics....	2.000:000$000	2.000:000$000	2.000:000$000
Total.........	6.907:000$000	8.347:000$000	9.784:000$000

Il résulte de ces calculs que les recettes permettront d'équilibrer les dépenses dès les premières années de l'exploitation du projet.

Les recettes augmentent beaucoup plus rapidement que les dépenses, au fur et à mesure de l'accroissement de la population. En effet, chaque nouvelle canalisation à établir à la fin de chaque période de 12 ans, l'augmentation de la population étant considérée comme constante, coûtera 25.000 contos de reis, et son entretien, y compris les dépenses, les intérêts et l'amortissement, ne dépassera pas 2.000 contos de reis ; mais la vente de l'eau, fournie par cette nouvelle canalisation, produira une rente de 3.467:000$000 contos de reis, donc, une augmentation de recette de 1.467:500$000 reis par an.

On peut garantir, par conséquent, que l'amortissement du capital pourra s'effectuer dès la huitième année.

Si donc, le Gouvernement procède au moyen d'une émission d'obligations, à 5 o/o par an, remboursables en 40 ans, il pourra garantir aux porteurs des titres, non seulement l'intérêt de 5 o/o par an, mais encore le remboursement avec des primes importantes.

Le subside de 2.000 contos de reis n'est pas un don gratuit, car le Gouvernement jouira, par contre, de l'eau pour les propriétés nationales, ainsi que de celle nécessaire aux divers services publics tels que l'arrosage, les chasses, les lavages, etc. De plus, l'état sanitaire amélioré, par suite de l'éxécution du projet, aura pour conséquence une économie importante dans d'autres services.

L'exécution du projet d'assainissement aura pour résultat la diminution notable de la mortalité. On peut admettre, sans exagération, que 10.000 personnes sont annuellement victimes de l'insalubrité de Rio-de-Janeiro, et que les travaux d'assainissement réduiront ce nombre de plus de la moitié.

Chaque émigrant coûtant, en moyenne, 200 mille reis pour son installation au Brésil, il en résulte actuellement un préjudice annuel, pour le Gouvernement, de 2.000 contos de reis, préjudice qui sera réduit à moitié par l'exécution du projet d'assainissement, de là une économie réelle ; de plus, la vie préservée représente un capital, comme nous l'avons vu, qui augmente considérablement la richesse du pays.

L'exécution de ce projet est donc une question de patriotisme, et on dotera ainsi la capitale du plus beau pays du monde, d'une installation sanitaire de premier ordre et digne d'une si grande et si riche cité.

TRAVAUX COMPLÉMENTAIRES

Nous nous sommes limités à indiquer les travaux se rapportant plus spécialement à l'assainissement de la ville, qui se font aujourd'hui dans toutes les grandes capitales.

Nous jugeons utile, cependant, eu égard à la situation spéciale de Rio-de-Janeiro, d'indiquer, à la suite, quelques travaux qui, quoique de moindre importance, devront cependant contribuer efficacement au rétablissement de la salubrité publique, lesquels peuvent être considérés comme complémentaires.

REBOISEMENT

Les forêts ont été détruites sur une grande étendue de terrains, aujourd'hui incultes.

La destruction de ces forêts s'est fait sentir d'une manière néfaste sur la salubrité de la ville de Rio-de-Janeiro.

Est-il nécessaire de rappeler que les forêts constituent des moyens que la nature a créés pour la recomposition des éléments vitaux de notre milieu ambiant, en renouvelant l'oxygène. absorbant l'acide carbonique, conservant les sources de nos rivières et finalement reconstituant, par la chute de ses feuilles, l'humus de la terre.

Le reboisement de ces terrains devient aujourd'hui une nécessité, en même temps qu'il constituerait une source de fortune.

L'expérience démontre que la plus value d'un arbre peut être évaluée à 1$500 reis annuellement; en Europe cette plus value annuelle est de 1^{fr},70.

Tous les cinquante ans, époque à laquelle l'arbre atteint sa maturité, sa valeur est donc de 75$000 reis. L'élagage de ses branches, fait régulièrement, produit une valeur suffisante pour les dépenses de son premier établissement et de son entretien ; le bénéfice est donc de 75$000 par arbre ou 7:500$000 reis par hectare, si l'on suppose une plantation de cent arbres par hectare.

Aujourd'hui les bois de construction et les bois à brûler proviennent de loin et coûtent cher.

Le Gouvernement devrait donc prendre l'initiative de la plantation des arbres et l'encourager en avançant les capitaux pour le premier établissement, se réservant l'abattage, comme garantie des avances faites, jusqu'à complet remboursement.

Une administration spéciale des eaux et des forêts serait créée et aurait à sa charge la surveillance de ce service et des eaux de l'Etat.

L'arborisation des terrains aujourd'hui incultes deviendrait une source de salubrité, de richesse privée, et de fortune publique.

ENTRETIEN DU PAVAGE

Pour que le lavage des rues puisse être fait facilement, par l'arrosage et les décharges d'eau, il est indispensable que le pavage soit en bon état et construit suivant un profil transversal convenable pour garantir l'écoulement des eaux vers les rigoles et les regards d'égouts.

Le bon entretien du pavage empêchera les dépôts d'eaux chargées de détritus, se faisant dans les flâches, et qui constituent de véritables foyers d'infection.

Le pavage doit être fait sur fondation solide, mais perméable, afin de faciliter l'infiltration de l'air, des eaux d'arrosage et de pluie, qui exercent une action chimique par la décomposition des gaz hydrogènes sulfureux qui se forment dans le sol, quelque parfaites que soient les canalisations souterraines.

Il serait dangereux de laisser se condenser des gaz délétères sous un pavage étanche, ce serait le cas dire que l'on vivrait sur un volcan.

Les gaz condensés sous le pavage étanche augmentant de malignité, s'échapperaient dans l'intérieur des maisons, des jardins, ou directement dans l'atmosphère, chaque fois qu'il serait nécessaire de faire une ouverture pour quelque travail de reconstruction, et cela à un grand degré d'intensité.

Ce pavage n'est donc aucunement recommandable dans les circonstances actuelles.

NETTOYAGE DE LA VOIE PUBLIQUE

Ce nettoyage se fera facilement, si le pavage est convenablement entretenu au moyen de lavages. Les résidus des rues seront dirigés vers les égouts, de là vers les collecteurs, et, finalement jetés à l'Océan.

Le transport des ordures doit être fait d'une manière spéciale, pour avoir toute la garantie de commodité et de salubrité.

Il sera remis à chaque propriétaire une caisse à ordures, parfaitement fermée et contenant un désinfectant quelconque, et, tous les jours, à des heures fixes, des charrettes à compartiments prendront la caisse pleine, en laisseront une autre vide, et transporteront les ordures au dépotoir, évitant ainsi la manipulation de ces détritus infects qui empoisonnent la ville dès le matin, jusqu'à des heures avancées de la journée.

Le service fait de cette manière, en outre de

présenter ces avantages, doit être préféré parce qu'il sera aussi très rapide.

L'élargissement des rues et la construction de places publiques présentent toujours beaucoup de difficultés à cause des grands capitaux nécessaires pour l'acquisition et la reconstruction des édifices.

Pour être plus pratique, nous pensons qu'il faudrait procéder de la manière suivante :

Un plan de la ville serait dressé et indiquerait les nouveaux alignements des rues, que l'on se proposerait d'élargir, et les places que l'on voudrait créer.

A mesure que l'on construirait de nouveaux bâtiments, ces alignements seraient respectés, seulement on permettrait aux propriétaires d'utiliser, par des constructions provisoires et à démolir plus tard, les parties de voies à céder à l'élargissement. De cette manière, les intérêts particuliers seraient sauvegardés et on ne nuirait pas à l'aspect d'ensemble de la rue. Quand le Gouvernement déciderait l'élargissement de la rue, une grande partie du travail se trouverait faite sans de grands sacrifices.

Cette manière de procéder est lente, mais plus économique, et sans grands inconvénients, vu que ces ouvrages constituent plutôt des embellissements que des travaux d'assainissement, qui se basent surtout sur la construction d'égouts, de distribution d'eau, etc., etc.

ARBORISATION DES RUES

L'arborisation des rues doit se généraliser le plus possible. Les arbres doivent être bien choisis et bien entretenus. Actuellement ce service est complètement négligé.

Beaucoup de terrains, dans les environs de Rio-de-Janeiro et principalement autour de la baie, sont complètement humides et deviennent marécageux à cause du manque d'entretien des fossés d'écoulement des eaux.

Dans ces terrains, en outre des travaux nécessaires pour le nettoyage des fossés, on devrait faire une plantation d'eucalyptus, qui absorbent, non seulement une grande quantité des eaux du sol, mais aussi de l'humidité atmosphérique.

On a constaté, en Algérie et en Italie, que plusieurs marais, plantés d'eucalyptus, sont devenus cultivables.

En terminant, nous dirons que la réalisation du projet d'égouts aura pour résultat la suppression des décharges des anciennes canalisations dans le port. Celui-ci sera dragué et les résidus conduits en dehors de la baie.

La décharge des nouvelles canalisations se faisant directement à l'Océan, ne présentera aucun inconvénient, parce que les courants existants entraîneront les résidus au loin.

Rio-de-Janeiro, le 16 mai 1892.

F. DE DONCKER.
L. LAUREYS.
E. DOS G. BONJEAN.

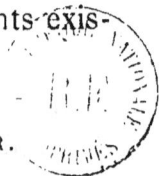

VICHY — IMP. BOUGAREL, RUE SORNIN.

Type d'un Collecteur
de 3.m00 de haut.

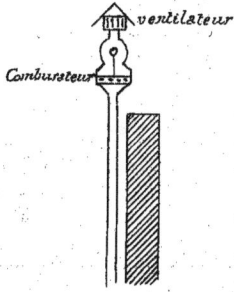

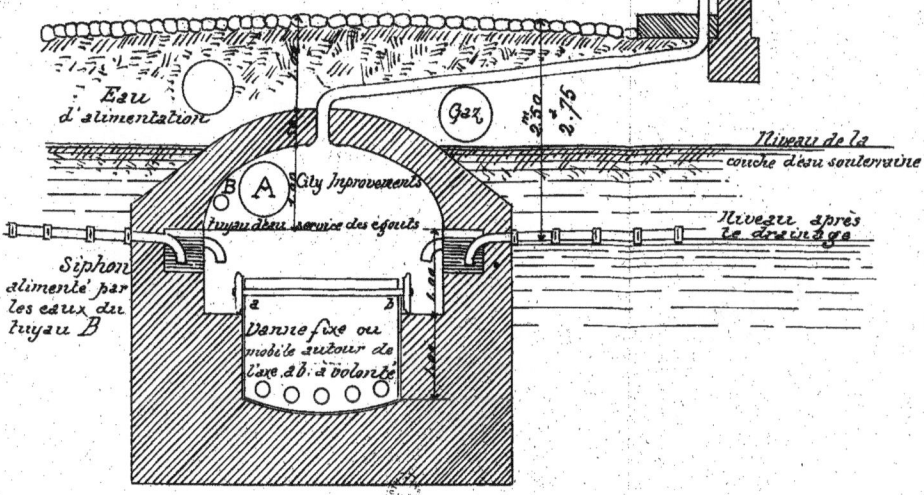

ventilateur

Combusteur

Eau
d'alimentation

Gaz

2.50
2.75

Niveau de la
couche d'eau souterraine

B A City Improvements

Tuyau d'eau service des égouts

Niveau après
le drainage

Siphon
alimenté par
les eaux du
tuyau B

Vanne fixe ou
mobile autour de
l'axe a.b à volonté

a   b

ARBORISATION DES RUES

301

www.ingramcontent.com/pod-product-compliance
Lightning Source LLC
Chambersburg PA
CBHW050548210326
41520CB00012B/2769